당신의 **교육철학**을
한 권의 책에 담아 드립니다

비사이드 북스

X

교육실천이음연구소

지도가 없는
히치하이커를 위한
안내자

/

권준호

1991년에 태어나서 지도 없이 버스를 타버린 남자

|

권준호

지금까지 세 개의 직업을 가졌고 지금의 초등학교 교사가 네 번째 직업이다. 그러나 이게 마지막 직업이라 생각지 않는다.

생각은 살아있는 생명처럼 점차 깊이와 넓이를 더해갑니다. 처음 글에 대한 지금의 생각이 달라지듯 다시 글을 들여다보면 내일의 생각이 다르겠지요. 지금 이 글을 읽는 당신의 생각을 여기에 더해 보세요.

글쓴이 소개

B

영역1

여는 글:
지도가 없는 히치하이커를
위한 안내자

여는 글: 지도가 없는 히치하이커를 위한 안내자

대화한 날_ 2022. 10. 6.

쓴 날_ 2022. 11. 25.

여는 글: 지도가 없는 히치하이커를 위한 안내자

지도책

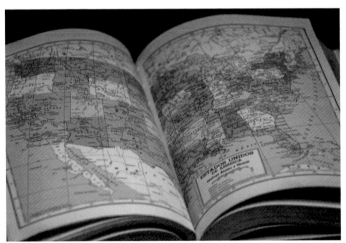

네이버지도와 카카오맵이 없던 시절, 지도책은 가정의 필수품이었다.

출처: Arturo Añez

나는 지도책 덕분에 교사가 됐다. 어떻게 지도책 덕분에 교사가 되었느냐고? 집에 있던 책이 지도책 뿐이었다. 집안 상황이 썩 좋지 못했기에, 내가 볼만한 책이라고는 그 당시 집집마다 있던 지도책 뿐이었다. 읽어보니 지도는 재밌는 것이었다. 지도를 배우는 사회시간도 좋았다. 나는 지도를 좋아하니 사회선생님을 하면 되겠다고 생각했다. 게다가 중간기말 기간에 친구들을 속성으로 가르치면 사회 성적을 잘받아서 왔다. 그러나 재수학원 선생님은 나와 생각이 달랐다. 지금 사범대를 가면 백수가 될 것 같으니 초등학교는 어떠냐고 하셨다. 거기도 사회는 가르치고 어쨌든 선생님이 아니냐 라는 말에 설득되어 버렸다. 그렇게 나는 초등학교 교사가 됐지만, 그 사이엔 교사와 전혀 관련 없는 세 가지 직업을 가지고 난 뒤다. 10년 뒤의 나는 교사를 계속 하고 있을까?

버스

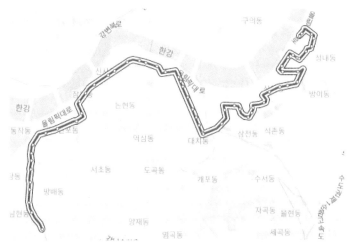

우리 동네를 다니는 4318번 지선버스. 지선버스답게 도무지 종잡을 수 없는 선형이 특징이다. 이런 버스에 어디로 가는지 설명이 쓰여있지 않다면 어떻겠는가?

내가 지도책 덕분에 교사가 된 이야기를 보면, 아이러니하게도 우리는 지도가 없이 삶이라는 버스를 타버린 사람 같다. 심지어 이 버스엔 어디로 가는 지에 대한 설명조차 없다. 그래서 어디로 갈지 예측할 수 없다. 어쨌든 버스는 가고 있고, 움직이는 동안에는 버스를 내릴 수 없

다. 그저 지나가는 풍경과 다음 정류장 정도를 겨우 알
수 있을 뿐이다. 지금 내 버스는 어디로 가고 있는건가?

마음의 상태

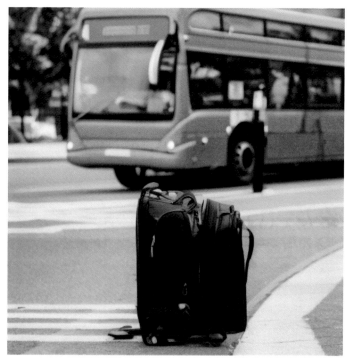

지금 여러분들은 버스를 계속 타고 싶은가? 아니면 내리고 싶은가?
출처: DreamStudio

어디로 갈지 모르는 버스를 타고 있을 때 중요한 건 내 마음의 상태일 것이다. 마음의 상태가 좋다면 눈 앞에 계속해서 펼쳐진 미지를 향해 나아갈 수 있는 힘이 있다. 그러다가 스스로가 원하는 바를 깨달으며, 꿈꾼 목적지의 모습과 비슷한 곳에 도착할 수도 있을 것이다. 그러나 마음의 상태가 좋지 않다면, 눈 앞에 펼쳐진 미지를 두려워 하며 아무 정류장에나 내려 주저 앉을 것이다. 그러면 이 마음의 상태란건 어떻게 들여다본다는 건가?

목적지

아무리 내가 어디로 가는지 모른다고 해도, 목적지 쯤은 있을 것이다. 그게 실제로 존재하지 않더라도 이상향으로 마음 속에 존재할 수 있다. 물론 내가 탄 이 버스가 목적지로 갈지 안갈지는 모른다. 결론은 둘 중 하나다. 목적지에 가거나 못가거나. 그러나 마음의 상태에 따라 목적지에 대한 의미는 다르게 해석될 수 있다. 스스로가 미지에 대한 두려움을 극복하고 마주해왔던 과정의 결과로써의 목적지라면, 내가 원하는 곳이 아니었더라도 받아들일 수 있을 것이다. 그 미지에 대한 두려움을 극복하는 과정 자체가 의미가 있을 테니까. 그래서 이 버스는 내가 생각하는 목적지로 가고 있는가?

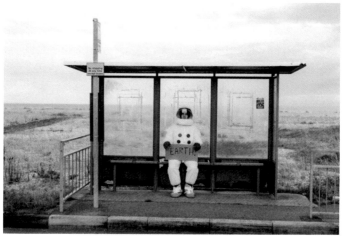

이 분의 목적지는 여기가 아닌게 분명하다. 출처: A Koolshooter

같이 탄 사람들

이 버스엔 나만 타고 있는게 아니다. 원하든 원치 않았든 같이 타고 가는 사람들이 있다. 한 시간만 같이 타고 갈수도 있고, 경우에 따라 50년을 같이 타고 갈 수도 있다. 중요한 건 버스는 탄 사람들에 따라 상황이 천차만별이라는 점이다. 어느 승객들은 어르신의 무거운 짐을 올려줄 수도 있고, 임산부에게 자리를 양보해줄 수도 있다. 반면에 어떤 승객들은 앞사람의 좌석을 발로 차거나, 잘 가던 버스 운전사를 끌어내고 난폭운전을 할 수도 있다. 이 두 승객들의 차이는, 서로 한 버스를 탄 공동체로 인식 하는가 혹은 아닌가다. 공동체라는 인식 유무에 따라 버스 안 상황은 극단적으로 달라질 수 있다. 지금 내가 탄 버스는 어떤가?

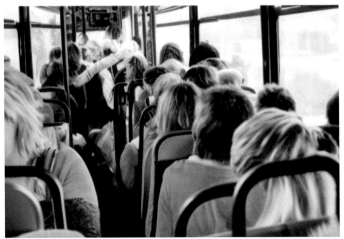

유난히 좁은 버스처럼 보인다면, 맞다. 이건 AI를 통해 생성했기 때문이다.

출처: DreamStudio

아이들

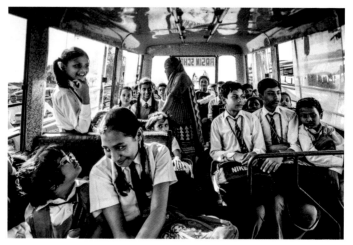

얘들아 그만 타라... 출처: NEOSiAM 2021

그리고 내가 탄 이 버스에 한 무리의 아이들이 탔다. 아이들도 지도가 없이 버스를 탔다. 우리와 같이 아이들도 기나긴 버스 여행을 할 것처럼 보인다. 1년간 같은 버스를 탄 아이들에게 앞으로의 여행을 위해 필요한 것은 무엇일까? 이들을 가르칠 나에게는 무엇이 필요한가? 이제부터 이에 대해 글을 써 내려가보고자 한다. 의도치 않았지만, 결국 이 글의 목적지는 나의 교육철학을 설명하는 것이다.

내가 지도책 덕분에
교사가 된 이야기를 보면,
아이러니하게도 우리는
지도가 없이 삶이라는 버스를
타버린 사람 같다.

생각은 살아있는 생명처럼 점차 깊이와 넓이를 더해갑니다. 처음 글에 대한 지금의 생각이 달라지듯 다시 글을 들여다보면 내일의 생각이 다르겠지요. 지금 이 글을 읽는 당신의 생각을 여기에 더해 보세요.

여는 글: 지도가 없는 히치하이커를 위한 안내자

B

영역2

학생은 어떻게 배워야 하는가

학생은 어떻게 배워야 하는가

대화한 날_ 2022. 10. 13.

쓴 날_ 2022. 11. 24.

학생은 어떻게 배워야 하는가

학생으로서

나와 함께 버스를 탄 이 아이들의 기본적인 상태는 학생

의 상태다. 배우고 습득하기 위해 함께 있는 것이다. 그러

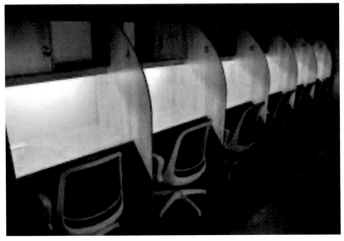

잠은 좀 집에 가서 자자

나 한국 사회는 오랫동안 학생의 배우고 습득하는 방법을 제한해 왔다. 특히 독서실이나 자습실에서 혼자 공부하고, 혼자 외우는 방식이 그렇다. 학원이라고 해서 교류가 있는 것은 아니다. 그들도 일방적인 주입만을 받고 있을 뿐이다. 학생들의 학습에는 다른 학습자와의 진정성 및 긴 시계열을 갖춘 교류가 드물었다.

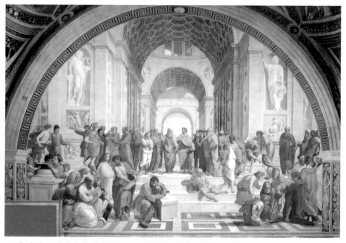

라파엘로의 '아테네 학당'. 자기주장 강한 사람들 한 무더기라 저기 가면 기 빨린다.

그러나 실제 학문이라는 것이 그렇게 다루어졌던가? 명화 '아테네 학당'의 모습은, 한국에서 흔히 볼 수 있는 어두침침하고 개인별 칸막이가 있는 독서실의 모습이 아니다. 그곳은 밝고, 사람이 많으며, 모두가 치열하게 자신의 의견을 펼치는 거대한 장이다. 학문은 이렇게 교류하는 가운데 발전해왔다. 학생들 또한 아테네 학당의 학자들이 그러했듯이 활발하게 교류하는 가운데 배워야 한다. 그러면 학생의 교류를 촉진시킬 방법은 무엇인가?

동료 교사로서

학생의 교류를 촉진시킬 방법은, 그들에게 교사 역할을 부여하면 된다. 동료 교사로 이 아이들을 인정하게 되면 크게 세 가지 장점이 있다.

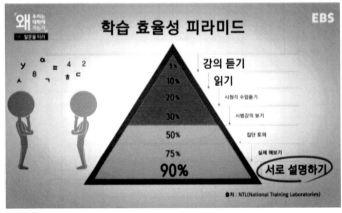

이게 모교에 대문짝만하게 붙어있었지만, 실제로 우리 고등학교는 자습실 운영에 열정적이었다. 출처: EBS, 우리는 왜 대학에 가는가

먼저로는 학생이 교사가 되어 또래를 가르칠 때, 최고의 학습 효율을 얻을 수 있다. 보고 들은 바를 자신의 언어로 뱉는 과정에서 반드시 재처리가 필요하다. 교사의 말을 토씨 하나 틀리지 않게 전달하기는 어렵기 때문이다. 이 과정에서 학생들은 배운 것을 다시 복습하는 것과 동시에 지식이 개인화된다. 개인화된 지식은 쉽게 사라지지 않는다. 교류하는 가운데 얻을 수 있는 최고의 장점중 하나라 할 수 있다.

두 번째로는 또래를 가르치는 교사이기 때문에 논쟁을 시작하기 위한 심리적 장벽이 낮다. 단적인 예로, 성인 교사가 토론에서 사회자 역할을 잊어버리고 논제에 대해 의견을 제시했을 때 학생들은 교사가 낸 의견 쪽으로 몰리는 경향이 있다. 성인 교사가 한 말에 권위를 부여하는 것이다. 그러나 또래 교사는 무조건적인 권위 부여가 되기 어렵다. 나이도 같고, 평소에는 함께 노는 친구이기 때문이다. 그러므로 논쟁을 시작하기 위한 심리

적 장벽이 낮고, 이를 통해 학생이 경험하는 교류의 빈도와 수준을 끌어올릴 수 있다.

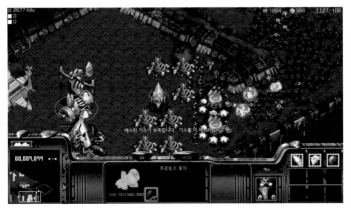

물량에 장사 없다는 말은 스타크래프트 뿐만 아니라 교실에서도 적용된다. 교사가 더 있으면 해결되는 일이 있다.

마지막으로는 팀티칭을 하는 다수의 교사가 교실에 생기기 때문에 학습 사각지대를 해결할 수 있다. 교실은 학생의 학업 수준 스펙트럼이 넓고, 배움의 속도도 제각각이다. 장애학생이 포함된 통합학급의 경우 스펙트럼은 학기 단위가 아닌 학년 단위로 넘나들게 된다. 이런 교실에서 처음 학급교육과정을 계획한 대로의 진도를 끌고 간다는 건, 사실 느린 학습자나 장애 학생은 버리고 간다고 해도 무방하다. 볼 수 없는 사각지대가 아니지만, 교사 입장에서는 어쩔 수 없이 간다. 혹은 가장 도움이 필요한 학생 한명 정도를 보다가 진도가 한참 늦어지는 일이 발생한다. 그러나 학생이 동료 교사가 되면 달라진다. 과목별로 교사 역할을 수행할 수 있고, 학생간에 1:1이나 1:2 정도의 매칭도 할 수 있다. 이 과정에서 학습 사각지대는 크게 줄어든다. 학기가 더해갈 수록 교사로서의 능력치도 쌓여간다. 특히 가장 많은 변화는 수학 과목에서 이루어진다. 수학 교과가 가장 학업 수준 스펙트럼이 넓기 때문이다. 이 수학 시간에 또래 교사와 함께 팀티칭을 한다면 학습 사각지대 뿐만 아니라 진도가 늦어지는 현상도 최대한 억제할 수 있다. 학생들이 수학 익힘책 풀이를 할 때, 또래 교사는 개념을 아직 잘 이해하지 못하거나 특정 문제를 어려워하는 학생을 계속 도울 수 있기 때문이다.

학생들 또한
아테네 학당의 학자들이
그러했듯이
활발하게 교류하는 가운데
배워야 한다.

생각은 살아있는 생명처럼 점차 깊이와 넓이를 더해갑니다. 처음 글에 대한 지금의 생각이 달라지듯 다시 글을 들여다보면 내일의 생각이 다르겠지요. 지금 이 글을 읽는 당신의 생각을 여기에 더해 보세요.

학생은 어떻게 배워야 하는가

B

영역3

아이들에게 필요한 것

아이들에게 필요한 것

대화한 날_ 2022. 10. 20.

쓴 날_ 2022. 11. 24.

아이들에게 필요한 것

정돈된 마음

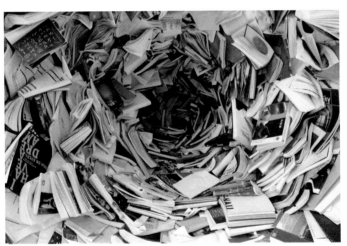

책 읽고 이렇게 한 사람 셋 셀때까지 나와. 출처: pixabay

책의 처음에서 나는 어디로 갈지 모르는 버스를 탄 우리에게 중요한 것은 마음의 상태라고 했다. 마음의 상태에 따라 내 주변의 모습이 달리 보이기 때문이다. 마음이 정돈되고 평안한 사람은 낯선 이를 만나도 쉽게 대화를 나눌 수 있지만, 마음이 정돈되지 않고 왜곡된 사람은 낯선 이가 나를 해치지 않을지에 대한 두려움이 있기 때문이다. 낯선 이가 해칠 어떠한 마음을 가지지 않았다고 해도 말이다. 우리는 어디로 갈지 모르는 버스를 탔으므로 계속 낯선 장소, 낯선 사람들과 마주쳐야 하는데, 정돈되지 않은 마음 상태로는 현실이 지옥이다. 그러면 마음을 어떻게 정돈한다는 것인가? 마음을 정돈하기에 앞서서, 내 마음이 정돈이 필요한 상태인지 아닌지를 판단할 필요가 있다.

마음에 집이 있다고 해보자. 우리는 밖에서 겪은 일들을 상자에 담아 집으로 가져온다. 상자 속 담긴 경험이 예쁘고 좋은 것은 집의 장식장이나 수납장에 잘 정

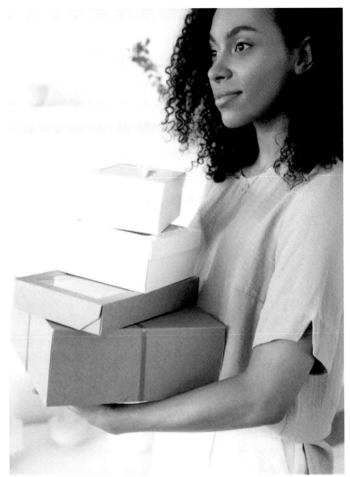

저 상자 속에는 어떤 경험이 있을까. 출처: Anna Nekrashevich

리해서 모두가 볼 수 있게 해둘 것이다. 그러나 예쁘고 좋

은 경험이 아니라면? 집으로 가져온 상자 속에 불편함이

나 두려움, 상처나 분노, 실망이나 좌절, 죄책감이나 무력감, 중압감이나 두려움이 있다면 상자를 열어보지도 않은 채로 다락방에 던져버리고 싶을 것이다. 그걸 가져와서 하나하나 다시 살펴볼만한 사람은 드물다. 그렇게 다락방에 온갖 부정적인 감정으로 가득찬 상자들이 쌓이기 시작한다. 처음에는 다락방에 쌓인 상자들이 집에 영향을 주지 않지만, 쌓인 상자들이 많아지면 문제가 된다. 다락방에 가득 찬 것들이 마음의 집을 짓눌러 집의 형태를 왜곡하기 때문이다. 집의 형태가 왜곡되면 현실에서의 경험 또한 왜곡될 수 밖에 없다. 결국 다락방에 있는 상자를 하나하나 내려서 열어보고 정돈해야 한다. 내 마음속 다락방에는 들여다 보고 싶지 않은 상자가 얼마나 쌓여 있는가?

　　　　결국 정돈된 마음을 위해서는 내 마음속에 있는 트라우마들을 돌아보고 정신건강의학 및 상담 전문가와 함께 다뤄보는 과정이 필요하다. 특히 앞으로 더 많은

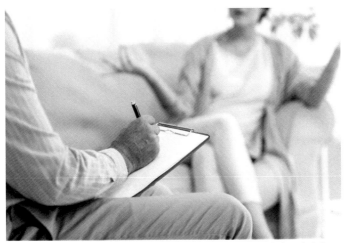

그래도 전보다는 정신건강의학과와 상담 치료에 대한 인식이 많이 좋아졌다.

미지를 마주해야 할 우리 아이들에게는 더욱 그렇다. 이
과정은 길고, 많은 한숨과 눈물이 필요하다. 그러나 마음
속에 덮어두었던 부정적 경험들이 정돈된 후에 보이는 세
상은 사뭇 다를 것이다. 마음이 정돈된 후에 우리는 비로
소 미지를 향해 나아갈 용기를 낼 수 있다. 그러므로 교사
는 아이들이 자신의 마음을 정돈할 수 있도록 다양한 기
법을 동원하여 최선의 노력을 하는 동시에, 학교 내외의
전문가 집단과 함께 협업해야 한다.

자기다움

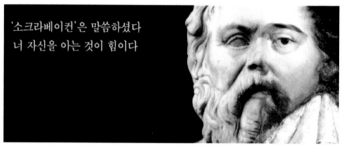

소크라베이컨이요? 먹는 건가요? 출처: 아시아경제

미지를 향해 나아간다는 것은, 다른 이들과는 다른 길을 가겠다는 것이다. 다른 이들이 가본 길을 가는 것은 용기가 필요하지 않다. 그러나 다른 이들이 가본 길만을 가는 삶이 의미가 있는가? 나는 의미가 없다고 생각한다. 사람은 모두 다름을 인정하면서도 왜 다른 사람이 가본 길만을 가야 하는가? 그건 안정을 찾으려는 우리의 게으름이며 동시에 미지에 대한 두려움이다. 게다가 다른 이가 개척한 그 길은, 개척자가 가장 잘 안다. 개척자가 그 삶을 가장 잘 살수 있다. 내가 아니다.

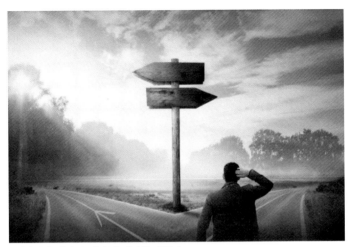
짜장면과 짬뽕 중 어떤 게 나다운 것일까

우리가 가장 잘 아는 길은 가장 나다운 길이다. 내가 가장 잘 아는 길을 가기 위해서는 나다운 것이 무엇인지 알아야 한다. 내 성향은 무엇인지, 좋아하는 것, 싫어하는 것은 무엇인지 알아야 한다. 그런 다음에는 다양한 갈림길에서 가장 나다운 선택을 하면 된다. 그 선택이 모여 내가 가장 잘 아는 길을 가게 되는 것이다.

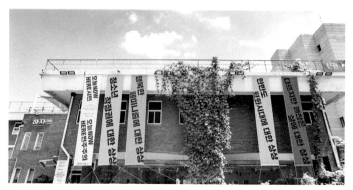

자기다움을 찾는 청소년을 떠올릴 때 반드시 생각나는 것은 '하자센터' 다.
출처: 하자센터 홈페이지

그러므로 아이들은 청소년기를 보내며 입시에만 집중할 것이 아니라, 자신이 무엇을 좋아하고 싫어하는지를 찾아가야 한다. 동시에 교사는 아이들이 자기다움을 찾을 수 있도록 다양한 방법으로 지원해야 한다. 자기다움을 찾은 청소년은 청년이 되었을 때 누가 이야기하지 않아도 가장 자기다운 길을 걸어간다.

공동체로 살아가기

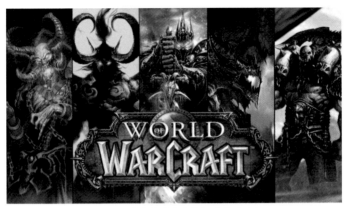

이제는 진짜 아재들만 아는 게임이 되어버렸다. 알면 아재다.

월드 오브 워크래프트라는 오래된 RPG 게임이 있다. 이 게임의 주요 컨텐츠 중 하나는 공격대다. 공격대는 10~25인의 플레이어가 모여 함께 던전이나 보스를 공략하는 것으로, 클리어하기 어렵지만 할 수만 있다면 좋은 아이템을 얻을 수 있다. 클리어하려면 어떻게 해야 하는가? 간단히 공격이 센 사람들을 꽉 채워놓으면 클리어할 수 있을까? 플레이어들의 경험에 따른 선택은 달랐다. 예를 들어 10인 공격대는 2방어, 5공격, 3치유 담당으로 구

정하는 일이 많다. 단순히 공격이 강한 사람만 필요로 하지 않는다. 공격이 아니라 맞아주는 걸 잘하거나 치유를 잘하는 플레이어도 필요한 것이다

손소독 하셨나요?

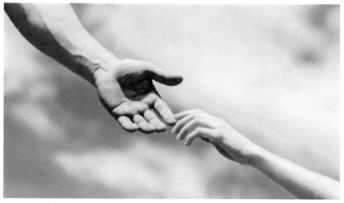

손소독 하셨나요?

공동체 얘길 하는데 왜 게임 얘기를 할까? 우리가 살아가는 세상도 그리 다르지 않기 때문이다. 우리도 지도가 없는 삶의 여정을 혼자서 헤쳐 나갈 수는 없다. 서로 다른 것을 잘하는 사람들의 도움을 받아가며 살아야 한다. 다른 사람들의 일이 아무리 사소한 것이라도 내 삶에 필요

할 수 있음을 아이들이 알아야 한다. 아이들이 서로에게 필요한 존재임을 안다면 아이들 사이에서 존중은 자연스럽게 생긴다.

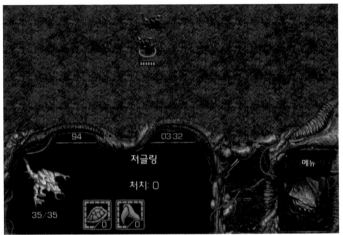

초등학생과 저글링의 공통점은 약하다는 것과 모이면 시끄럽다는 점이다.

여기서 더 나아가 아이들이 공동체의 약자와 연대하는 삶을 살게 하는 것이 필요하다. 누구나 약자일 때가 있었으며, 약자가 될 수 있다. 특히 아이들은 힘이 없기에 공동체에서 약자의 위치다. 자신이 약자인 지금 다양한 사람들에게 도움을 받았듯이, 사회의 다른 약자들을 위한 연대의 삶을 살도록 유도해야 한다.

마음이 정돈된 후에
우리는 비로소 미지를 향해
나아갈 용기를 낼 수 있다.

아이들에게 필요한 것

생각은 살아있는 생명처럼 점차 깊이와 넓이를 더해갑니다. 처음 글에 대한 지금의 생각이 달라지듯 다시 글을 들여다보면 내일의 생각이 다르겠지요. 지금 이 글을 읽는 당신의 생각을 여기에 더해 보세요.

아이들에게 필요한 것

영역4

가르치는 자에게
필요한 것

가르치는 자에게 필요한 것

대화한 날_ 2022. 10. 27.

쓴 날_ 2022. 11. 24.

가르치는 자에게 필요한 것

삶과 가르침의 하나됨

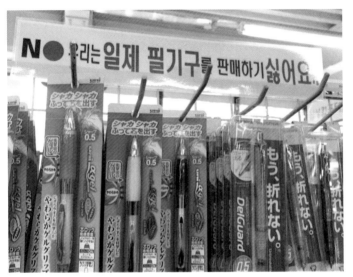
말과 행동이 다르면 혼란스럽다.

우리가 대체로 신뢰하는 사람은 말과 행동이 일치하는 사
람이다. 교사도 마찬가지다. 가르치는 대로 살고, 사는 대

로 가르치는 사람에게서 배울 것이 있다. 내가 그렇게 살지도 않는데 남에게 그러라고 하는 것은 위선이다. 가장 대표적인 것이 흡연이다. 여전히 남교사 중에는 흡연하는 사람이 꽤 있다. 이들은 금연교육을 하면서 담배는 나쁜 것이니 피우지 말라고 한다. 이런 위선이 어디있는가? 학생들도 옷깃에 묻은 담배 냄새 정도는 안다. 학생들이 그런 교사의 가르침에 의문을 갖는 것은 당연한 일이다.

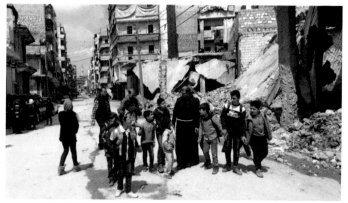

시리아 전쟁의 참화 속에서 신앙과 삶을 하나로 만들어 살아가는 프란치스코회 수도자, 피라스 루프티 신부님. 시리아 알레포에 남아 어린이들을 위한 예술 치료 프로젝트를 진행하고 있다. 출처: 바티칸뉴스 한국어판

그러므로 가르치는 자는 삶과 가르침이 하나가 되도록 살아가야 한다. 이 과정은 어려운 일이다. 내가 가르친 대로 살고 있는지 계속 돌아보는 것이 필요하다. 특히 내가 학생들에게 필요하다고 여기는 정돈된 마음, 자기다움, 공동체로 살아가기는 끊임없이 수양해야 한다. 이렇게 제시하는 교사의 삶을 보면 마치 도심속의 수도자같다. 그렇다. 교사는 수도자로 살아야 한다. 지금은 비록 완전하지 못해도, 나 자신을 돌아보고 계속 삶과 가르침의 하나됨을 지향해야 한다. 가르친 대로 살아갈 때, 교사의 언어는 그제서야 생명력을 얻는다.

계획과 임기응변의 적절한 균형

교사마다 호불호가 갈리는 영역이 있다. 수업의 방향성에 대한 것이다. 철저한 계획 아래 수업을 진행하는 것을 선호하는 교사가 있는 반면, 큰 주제만 던지고 임기응변하며 흐름에 몸을 맡기는 교사도 있다. 그러나 교사는 계

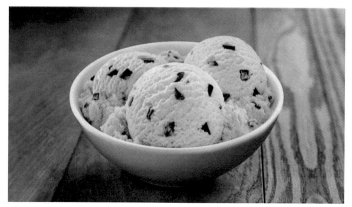

호불호 쎈 음식중 하나인 민트초코. 나는 있으면 먹고 없으면 안먹는다.

획과 임기응변을 모두 균형있게 갖춰야 한다. 계획 없이 수업에 들어가는 것은 무모한 일이다. 성취기준이라는 최소한의 기준은 충족하는 수업이어야 한다. 그러나 모든 것이 계획대로 되리라고 믿는 것 만큼 자만한 것도 없다. 계획대로 되지 않더라도 유연하게 대처하는 임기응변이 필요하다. 학급은 다양한 배경의 사람들이 모인 곳이기 때문에 어떤 일이 일어날 지, 질문이 들어올 지 모르기 때문이다. 또 임기응변 하는 가운데 의외의 배움이나 즐거움을 얻는 것은 수업의 또 다른 묘미다.

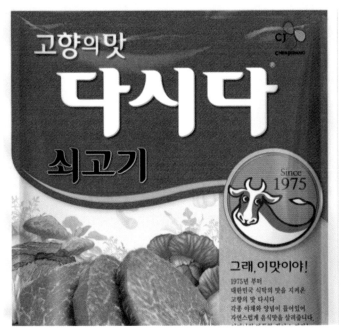

조미료는 음식에 많이 넣으면 본연의 맛을 해친다. 수업 보조 컨텐츠들도 마찬가지다.

그러나 아이스크림과 티셀파 등 다양한 수업 보조 컨텐츠가 나온 이후에는 교사에게 계획도 임기응변도 없는 듯 하다. 아이스크림과 티셀파가 아이들을 키우고 있다고 해도 과언이 아니다. 어떤 교사는 아이스크림이 없으면 수업을 못하겠다고 한다. 하루살이처럼 아이스크림에 의존한 채 살아가는 교사를 교사라고 할 수 있는가? 우리는 교사의 본질을 포기해서는 안된다. 수업의 주도권을 수업 보조 컨텐츠에 주어서는 안된다. 수업에 있어 계획과 임기응변 모두를 가질 수 없다면 계획만이라도 해야 한다. 적어도 1주일 뒤에 있을 수업은 계획해야 한다. 임기응변은 그 뒤에 경험을 통해 갖춰도 늦지 않다.

교사는 수도자로
살아야 한다.

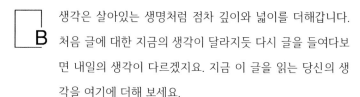

생각은 살아있는 생명처럼 점차 깊이와 넓이를 더해갑니다. 처음 글에 대한 지금의 생각이 달라지듯 다시 글을 들여다보면 내일의 생각이 다르겠지요. 지금 이 글을 읽는 당신의 생각을 여기에 더해 보세요.

가르치는 자에게 필요한 것

B

영역5

닫는 글:
나만의 지도

닫는 글: 나만의 지도

대화한 날_ 2022. 11. 3.

쓴 날_ 2022. 11. 24.

닫는 글: 나만의 지도

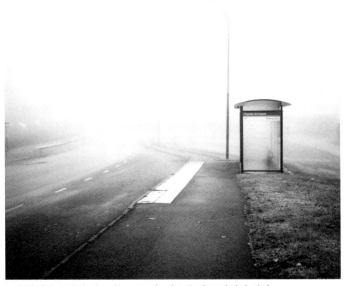

저 너머에 무엇이 있는지는 모른다. 버스를 타고 가봐야 안다.

지도도 없이 버스를 타서 필요한 것, 갖추어야 할 것이 참으로 많았다. 다만 어디로 가라는 말은 하지 않았다. 이 여행을 하기 위한 가장 기초적인 안내를 했을 뿐이다. 나도 이 앞에 무엇이 있는지 모른다. 그렇다고 해서 조바심에 남들의 지도를 그대로 따라 가거나 지도를 미리 많이 그려 둘 필요는 없다. 다른 이의 삶이 내 삶으로 될 수도 없을 뿐더러, 인생은 예측불허니까.

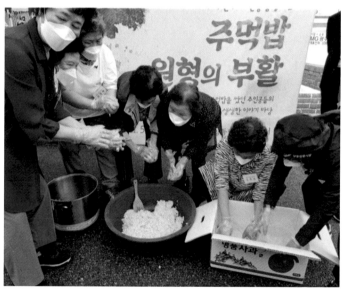

광주 민주화운동 당시, 양동시장 아낙들은 가장 자기다운 방법으로 시민군과 학생들을 도왔다. 리어카에 모은 쌀을 찌고 주먹밥을 만들어 먹이는 것이었다. 출처: 이로운넷

닫는 글: 나만의 지도

나의 바람은, 함께 버스를 타게 된 학생들이 이 여행을 통해 나만의 지도를 쓰는 것이다. 다른 누군가의 모습이 아니라 나 자신으로서 오롯이 서기를 바란다. 그리고 여행을 마칠 때쯤, 각자가 쓴 자기만의 지도를 확인할 수 있을 것이다. 더불어 이 지도를 써 나갈 때 내가 가진 것을 남에게 함께 나누었으면 좋겠다. 그리하여 우리가 탄 이 버스가 한 공동체로 인식되기를, 내가 가진 것을 남에게 나누면서 더욱 자기다워지는 공간이 되기를 소망한다.

마지막으로 학생들이 탄 버스를 1년간 운전하면서 학생들 지도의 한 부분에 기여할 수 있음에 감사하며 이 글을 마친다.

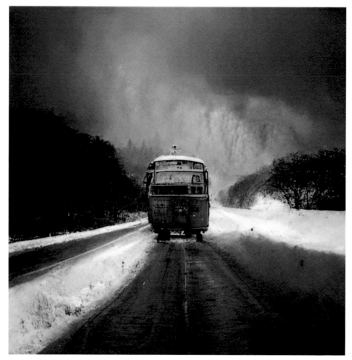

눈 쌓인 도로를 달리는 버스. Midjourney AI를 통해 생성함.

닫는 글: 나만의 지도

그리하여 우리가 탄 이 버스가
한 공동체로 인식되기를,
내가 가진 것을 남에게 나누면서
더욱 자기다워지는 공간이 되기를
소망한다.

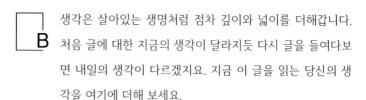

생각은 살아있는 생명처럼 점차 깊이와 넓이를 더해갑니다. 처음 글에 대한 지금의 생각이 달라지듯 다시 글을 들여다보면 내일의 생각이 다르겠지요. 지금 이 글을 읽는 당신의 생각을 여기에 더해 보세요.

닫는 글: 나만의 지도

B

지도가 없는 히치하이커를 위한 안내자

저자_ 권준호

발행_ 2022. 12. 19.

펴낸이_ 이상수

펴낸곳_ beside books

출판사등록_ 제561-2022-000043호(2022. 5. 17.)

주소_ 경기도 수원시 영통구 영통로200번길 21

전화_ 010-2853-2423

인스타그램_ instagram.com/beside.books

편집 및 디자인_ 이경준 정휘범

ISBN_ 979-11-92865-03-4